AF496036

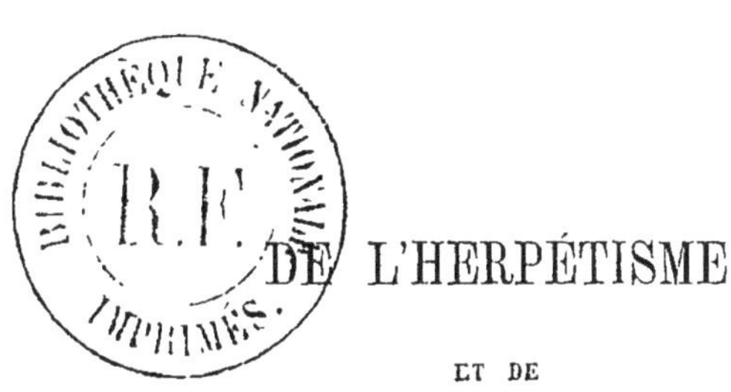

DE L'HERPÉTISME

ET DE

L'ARTHRITISME DE LA GORGE

ET DES PREMIÈRES VOIES

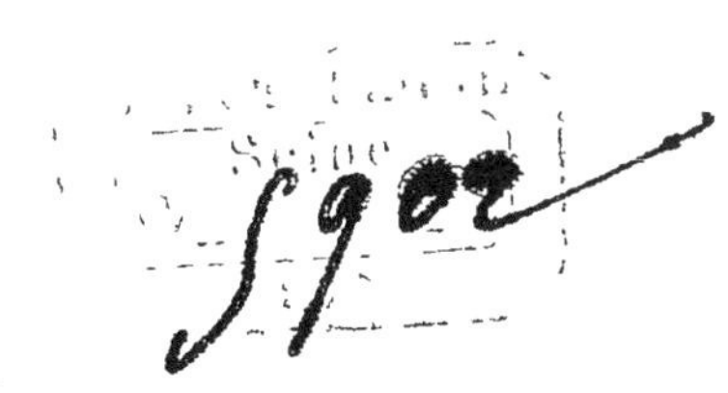

DE L'HERPÉTISME

ET DE

L'ARTHRITISME DE LA GORGE

ET DES PREMIÈRES VOIES

Par le docteur **Isambert.**

Un grand nombre de médecins reconnaissent aujourd'hui volontiers qu'il existe un rapport entre les maladies chroniques des muqueuses des premières voies et les états diathésiques généraux connus sous le nom d'herpétisme et d'arthritisme. Toutefois, si l'idée est assez généralement acceptée, on est étonné de voir le peu de place qu'elle occupe encore dans la littérature médicale. Les traités classiques de pathologie sont muets à cet égard. Dans les deux grands dictionnaires en cours de publication, les articles *larynx* et *laryngites* omettent complétement les influences diathésiques dont nous parlons. Dans les articles *angines*, quelques lignes seulement sont consacrées par M. Peter (Dictionnaire encyclopédique), et par M. Desnos (Dictionnaire Jaccoud), à l'angine goutteuse, et la notion d'angine herpétique est réservée à l'histoire de l'angine glanduleuse ou folliculeuse. Garrod lui-même, parmi toutes les manifestations viscérales de la goutte, ne mentionne pas les premières voies. Trousseau, qui s'est tant occupé des angines et des laryngites, oublie l'influence de la goutte ou de la dartre sur la gorge et le larynx. M. Bazin, qui a si bien étudié les maladies de la peau à cet égard, ne donne aucune description de l'herpétisme ou de l'arthritisme de la gorge : il ne mentionne que la langue. En somme, en dehors des médecins de l'école de Montpellier, restés toujours fidèles à la notion des diathèses; en dehors de l'école de l'hôpital Saint-

Louis, qui a fait, dans ces dernières années surtout, d'intéressantes recherches sur la muqueuse de la langue et de la bouche; en dehors des médecins de nos stations thermales, voués par leur position à l'étude des maladies chroniques, on trouve peu d'auteurs qui aient fait mention du sujet qui nous occupe; on en trouve encore moins qui aient apporté des faits précis à l'appui d'une notion qui reste, chez la plupart, à l'état de conception générale, un peu vague, attendant sa confirmation. Plusieurs ont noté la coïncidence de lésions cutanées et d'affections chroniques des muqueuses : aucun n'a indiqué les caractères objectifs permettant de reconnaître ces manifestations diathésiques des muqueuses et d'en établir le diagnostic. M. Gueneau de Mussy est le seul qui, dans son *Traité de l'angine glanduleuse* et dans sa *Clinique médicale*, ait étudié les lésions de la gorge à ce point de vue, mais il s'est borné à une lésion unique. M. Lasègue (*Traité des angines*, p. 285, 288, et 338) a bien admis la réalité des angines goutteuses et herpétiques, mais il a renoncé à en donner les caractères objectifs.

Il serait intéressant de rechercher, au point de vue historique, tous les auteurs qui ont mentionné l'influence des diathèses herpétique et arthritique sur les premières voies, d'analyser et de condenser tous les faits qui ont été apportés à l'appui. Mais ce travail, que nous espérons réaliser un jour, demanderait un temps et un espace dont nous ne pouvons disposer dans cette revue, et nous devons nous borner aujourd'hui à mentionner très-sommairement, au passage, les derniers travaux publiés à ce sujet. Notre but, dans le présent article, est de faire connaître dès à présent les impressions personnelles que nous avons recueillies dans les études d'après nature auxquelles nous nous livrons depuis plusieurs années, soit au dispensaire laryngoscopique de l'Assistance publique, soit dans notre service hospitalier, soit dans notre pratique de la ville.

Le sujet est difficile : bon nombre de médecins, pour ne parler que de notre pays, répugnent encore à l'idée même des diathèses. Ceux-là, nous avons peu d'espoir de les convaincre. D'autres ne repoussent pas l'idée générale, mais ils ont peu d'occasions d'observer la gorge et surtout le larynx, ou bien ils observent sur un théâtre spécial, qui leur fait envisager exclusivement certaines catégories de faits, et repousser ceux qu'ils n'ont pas vus. Nous en avons eu la preuve quand nous avons publié nos recherches sur les angines scrofuleuses. Il s'agissait pourtant alors de lésions très-visibles, observables au simple abaisse-langue, et qui ne semblaient guère prêter à discussion. Après quelques résistances nous avons eu pourtant le bonheur de voir nos observations confirmées peu à peu par plusieurs de nos confrères qui les avaient d'abord contestées. Or il s'agit aujourd'hui de caractères bien plus délicats, quelquefois de simples nuances où il faut apporter l'œil d'un coloriste, et que l'on trouvera sans doute bien incertains et bien vagues. Cependant ces caractères si fugitifs trouvent de jour en jour, dans nos observations, une confirmation pratique qui nous fait espérer que nous ne sommes pas le jouet d'une illusion. Nous donnerons donc nos idées pour ce qu'elles valent, prêt à réformer, dans une étude si délicate et qui ne fait que de naître, tout ce que l'expérience ne confirmerait pas par la suite.

Le titre même de cet article, l'*herpétisme* et l'*arthritisme*, montre combien nous nous sentons embarrassé, dès le début, de déterminer les caractères objectifs de ces deux diathèses dans les muqueuses des premières voies. Il nous a été impossible, en effet, de consacrer à chacune d'elles un chapitre séparé. Mais comment s'en étonner? Pour les dermatologistes eux-mêmes, qui poursuivent cette étude depuis bien des années, et au grand jour, à la surface de la peau, la séparation de ces diathèses est encore pleine de doutes. Les uns nient presque complétement les arthritides cutanées, tandis que M. Bazin et ses élèves en multiplient le nombre au point d'absorber en elles la majeure partie des dartres étudiées par nos devanciers. Qu'on nous permette donc de réunir provisoirement ces deux diathèses dans la recherche des faits et des caractères que nous allons exposer. Admettons, comme les dermatologistes, des lésions morbides élémentaires, comme l'eczéma, le psoriasis; cherchons leurs analogues dans les muqueuses des premières voies, et nous verrons ensuite si nous pouvons spécifier à laquelle des deux diathèses il faut rattacher chacune de ces formes morbides (1).

Toutefois, si nous sommes persuadé que l'idée de rechercher dans la gorge les analogues des dermatoses est une idée féconde pour éclairer l'histoire des angines, nous croyons également qu'il est très-dangereux de trop systématiser cette donnée première, et de vouloir, coûte que coûte, retrouver sur les muqueuses internes les mêmes manifestations anatomo-pathologiques, ou seulement morphologiques, que sur le tégument externe. L'étude de la syphilis, notamment, nous a montré combien était illusoire la prétention de retrouver dans le larynx les analogues de toutes les syphilides cutanées.

Pour procéder avec prudence dans une recherche où tout à peu près est à faire, il faut, au début, se baser surtout sur les coïncidences que l'on peut observer entre les maladies cutanées et celles des muqueuses. Nous pouvons dire sans crainte que ces coïncidences existent, qu'elles ont été observées avant nous par beaucoup de médecins : il importe seulement de préciser quelles sont ces coïncidences, qui sont loin d'appartenir à toutes les dermatoses.

En première ligne nous citerons l'*eczéma*. Les malades atteints d'eczéma du tronc, des membres, ou des parties génitales, sont sujets à des laryngites rebelles, caractérisées par la toux quinteuse, la fatigue rapide de la voix, si le malade se livre à l'exercice du chant ou de la parole, et l'enrouement habituel plutôt que l'aphonie véritable. Ces phénomènes laryngiens peuvent, sans doute, se produire avec la dermatose, mais il nous a semblé que, plus fréquemment, ils *alternaient avec les poussées cutanées*. Le fait a été surtout évident chez un avoué de province, qui m'avait été

(1) M. N. Gueneau de Mussy a été obligé de faire une pétition de principe de cette nature dans ses leçons sur l'*herpétisme utérin* (*Clinique médicale*, t. II, p. 260 et p. 316). Il donne *provisoirement* le nom d'herpétisme à toutes les coïncidences de maladies utérines et de dermatoses, tout en déclarant que l'arthritisme en réclamera la majeure partie, et que l'herpétisme n'est probablement qu'une forme dérivée ou dégénérée de l'arthritisme.

adressé par mon collègue le docteur Dumontpallier, et qui présentait des périodes de laryngites, alternant tantôt avec des poussées d'eczéma sur les jambes et sur le tronc, tantôt avec de l'albuminurie et un léger degré d'anasarque.

Le *pityriasis capitis*, maladie souvent fugace, mais souvent aussi très-invétérée, nous a fourni un nombre considérable de coïncidences laryngiennes. Une des malades qui nous a le plus frappé à cet égard, et dont la chevelure semblait véritablement poudrée, comme à la mode du siècle dernier, présentait en même temps une desquamation analogue sur le mont de Vénus et tout autour de la vulve. Elle était atteinte également de prurit vulvaire et de métrorrhagies assez fréquentes. Ce fait ayant attiré notre attention, nous reconnûmes que bon nombre de femmes, atteintes de prurit vulvaire incommode, étaient en même temps atteintes de pityriasis capitis, souvent de laryngite chronique ; souvent, en retournant le problème, il nous est arrivé de questionner à ce sujet des femmes qui venaient nous consulter pour leur larynx, et d'en obtenir l'aveu qu'elles souffraient de prurit vulvaire, d'écoulements légers, et dans quelques cas même de vaginisme très-pénible. Ces symptômes étaient liés quelquefois à de la vaginite granuleuse, ou à des ulcérations superficielles du col utérin. Le prurit vulvaire nous a paru s'accompagner parfois d'un aspect particulier de la face interne des petites lèvres : aspect chagriné très-fin, avec une nuance gris opalin qui nous a guidé pour l'appréciation de la muqueuse pharyngée, comme nous le verrons plus loin. Souvent les surfaces muqueuses sont recouvertes d'un suintement séro-muqueux, légèrement opalin, et que l'on retrouve aussi dans le vagin et sur le col utérin.

M. N. Gueneau de Mussy (*Clinique médicale*, t. II, p. 309 et suiv.) a traité avec une grande autorité du prurit vulvaire, et fait ressortir la connexion de cette maladie fâcheuse avec l'arthritisme. En décrivant l'aspect des parties, il indique bien l'état chagriné de la muqueuse vulvaire, mais en même temps des lésions beaucoup plus prononcées, le développement variqueux et œdémateux des nymphes, leur hypertrophie, l'allongement du prépuce clitoridien, etc. Nous avons noté nous-même ces caractères chez certaines femmes, mais ce n'est pas chez celles-là que nous avons noté les coïncidences laryngées. En général, et ceci s'applique aux dermatoses comme à la maladie qui nous occupe en ce moment, c'est dans les cas de moyenne intensité, ou dans les cas même les plus légers, que nous avons observé les laryngites rebelles. Peut-être n'est-ce là qu'une coïncidence fortuite, sur laquelle nous serons obligé de revenir plus tard; mais peut-être aussi ce fait ne serait-il qu'une application de cette *alternance* que nous avons signalée plus haut, et par laquelle une lésion cutanée grave agirait à la manière d'un révulsif qui, pendant toute sa durée, supprimerait la manifestation pharyngo-laryngée. C'est peut-être la cause du petit nombre des maladies laryngées qui ont été signalées par les dermalotogistes observant sur le vaste théâtre de l'hôpital Saint-Louis.

L'acné simplex coïncide avec les angines pharyngo-laryngées. Mais il faudrait spécifier à quelle espèce d'acné répond cette coïncidence. Cette étude est encore à faire.

L'*impetigo* ne nous a pas jusqu'à présent fourni de laryngites. Dans un cas récemment observé par nous, nous avons cherché vainement une manifestation pharyngo-laryngée quelconque chez une jeune fille couverte de croûtes épaisses d'impetigo.

Le *prurigo* ne nous a rien fourni pour le larynx. Cette maladie, dans sa forme parasitaire au moins, ne devait en effet rien nous fournir.

Nous ne savons rien du rupia ni de l'ecthyma.

Un malade que nous avons vu tout récemment avec le professeur Hardy, et qui était atteint d'un *lichen* des mains et de gravelle urique, souffrait en même temps d'une laryngite chronique légère, et d'un léger degré d'aphonie. Cette coïncidence a été notée par M. Gueneau de Mussy pour l'angine glanduleuse.

Le *pemphigus* a fourni à M. Lasègue une observation d'angine pemphigoïde caractérisée par des plaques blanchâtres de moins de 1 centimètre de diamètre sur les piliers et la muqueuse du pharynx. Le même malade souffrait de spasmes violents de l'œsophage (*Traité des angines*, p. 139, 140). Nous ne connaissons pas de fait analogue pour le larynx.

Le *psoriasis* a fourni également des manifestations laryngées dans ses différentes variétés : psoriasis herpétique, et psoriasis arthritique. Nous n'ajoutons pas la forme syphilitique, par ce que la laryngite ne serait alors que la syphilis laryngée déjà reconnue depuis longtemps. D'excellentes études ont été faites sur le psoriasis lingual par M. Bazin et les médecins de l'hôpital Saint-Louis ; dans ces derniers temps, notre collègue le docteur Mauriac a publié un mémoire étendu sur ce sujet, et M. le docteur Debove l'a pris pour sujet de sa thèse inaugurale. M. Lasègue dit avoir rencontré quelquefois le psoriasis pharyngien, mais il ne pourrait en donner des observations, parce que dans ces cas, il était possible d'attribuer le psoriasis à une infection syphilitique (ouv. cité, p. 141).

Enfin, tout récemment, nous avons constaté une pharyngo-laryngite chronique chez un jeune homme atteint d'*herpès récidivant* des parties génitales. On sait que cette maladie est pour M. Bazin en connexion avec l'arthritisme. Quant à l'herpès labialis ou præputialis ordinaire, il se rapproche beaucoup plus des fièvres éruptives que des diathèses. Tout le monde connaît l'angine à laquelle il donne lieu, mais nous ne connaissons encore aucun fait d'herpès proprement dit dans le larynx. Nous pourrions en dire autant de l'*urticaire*. M. Lasègue a rapporté (ouvr. cité, p. 134-138) deux observations d'urictaires pharyngiennes, mais nous ne connaissons pas de faits analogues pour le larynx.

Telles sont les maladies cutanées où nous avons noté des coïncidences avec des pharyngo-laryngites plus ou moins rebelles. On voit qu'elles ne constituent qu'une faible proportion dans le nombre considérable des dermatoses étudiées par les médecins ; nous sommes loin de prétendre que ce soient les seules maladies de la peau qui puissent se répercuter sur les muqueuses internes; nous sommes même tout disposé à croire le contraire. Mais ce serait aux médecins de l'hôpital Saint-Louis à nous apporter des faits ; nous sommes réduit pour notre part à signaler ceux que nous avons rencontrés dans un service hospitalier, qui, n'ayant rien de spécial à cet égard, ne nous présente des dermatoses que comme exception. Remarquons de plus que si les maladies que nous venons de citer ne sont pas nombreuses, elles sont en revanche au nombre des plus communes, et atteignent un nombre considérable d'individus. Ce sont celles qui rentrent dans la dartre proprement dite (herpétisme) ou dans l'arthritisme. Les grandes catégories comprises sous le nom de maladies parasitaires ou artificielles ne semblent pas avoir de retentissement sur les muqueuses des premières voies. Les parasites cutanés ne paraissent pas pénétrer jusqu'à la gorge, et les corps irritants auxquels certaines professions exposent le tégument externe ne nous ont pas encore fourni de faits relatifs au pharynx ou au larynx. Il faut attendre pour cela les enseignements qu'une expérience ultérieure pourra nous apporter. Quant aux scrofulides et aux syphilides, qui occupent une si large place parmi les dermatoses, elles ne rentrent pas dans le sujet de cet article. Nous avons dans un autre recueil (*Bulletin de la Soc. méd. des hôpitaux*, 1871-1872.) étudié la scrofule de la gorge, et la syphilis pharyngo-laryngienne est en ce moment même dans nos *Annales* l'objet d'un travail de nos collaborateurs, auquel nous aurons sans doute à ajouter prochainement le résultat de nos propres observations.

Nous venons donc d'indiquer les principales manifestations cutanées de l'herpétisme et de l'arthritisme, qui coïncident ou qui alternent avec des angines pharyngées ou laryngées. Quels sont maintenant les caractères de ces pharyngo-laryngites?

Ordinairement les symptômes ne diffèrent pas de ceux des pharyngo-laryngites catarrhales chroniques, et présentent seulement une durée plus grande, et surtout une tendance incessante aux récidives. L'inspection des parties affectées nous offre-t-elle des caractères objectifs?

Tout d'abord nous devons avouer que les muqueuses du pharynx et du larynx ne nous offrent pas de caractères répondant à chacun des éléments morbides, pityriasis, eczéma, psoriasis, etc., que nous venons d'énumérer, et que nous ne trouvons jusqu'à présent que des caractères communs à ces différents éléments.

Pour le larynx, le miroir nous révèle un état de laryngite

catarrhale, qui n'a rien de bien caractéristique, si on l'envisage seul. Nous y trouvons toutefois la confirmation d'une loi que nous avons cru pouvoir établir ailleurs (*Conférences cliniques sur les maladies du larynx*, dans le journal le *Progrès médical*, 1875), à savoir : que si les laryngites simples produisent une rougeur générale et uniforme de la muqueuse laryngée, les laryngites diathésiques donnent lieu au contraire à des *rougeurs partielles et disséminées*. Dans les diathèses qui nous occupent ici, on trouve en effet sur les cordes vocales une rougeur catarrhale partielle, répondant le plus souvent à la forme de *stries transversales* ou perpendiculaires au grand diamètre des cordes vocales, ou des rougeurs en *coups de pinceau* sur les parties des cordes vocales les plus rapprochées des commissures laryngiennes antérieure et postérieure. Cette rougeur s'accompagne d'un aspect dépoli des surfaces, et d'éraillures superficielles, plutôt que d'ulcérations véritables. Ces rougeurs partielles se retrouvent sur la muqueuse des cordes vocales supérieures et de tout l'infundibulum laryngien, avec un aspect plus ou moins chagriné dû à l'inflammation des petites glandules de cette membrane. Quant à la commissure postérieure ou interaryténoïdienne, elle présente souvent un *aspect velvétique* très-marqué. On sait que le nom d'aspect velvétique a été donné à une prolifération épithéliale exagérée, par laquelle la surface de la muqueuse semble couverte de papilles allongées semblables à des brins de *velours d'Utrecht*. Cet aspect a été considéré comme propre au premier degré de la phthisie laryngée, et l'on en tirait un pronostic assez grave. Nous avons eu l'occasion de voir plus d'une fois ces pronostics démentis par des malades qui revenaient à la santé et ne présentaient aucun développement de tubercules. Nous avons par contre rencontré l'aspect velvétique à son maximum chez des malades atteints d'eczéma cutané, notamment chez l'avoué de province dont nous parlions ci-dessus. Aujourd'hui l'aspect velvétique proprement dit, l'aspect de *brins de velours d'Utrecht*, nous paraît plutôt propre aux herpétiques qu'aux phthisiques : chez ceux-ci, la prolifération épithétiale est moins fine, et les saillies ressemblent plus à de petites verrues qu'à de simples papilles filiformes.

En somme, et sauf l'aspect velvétique, les lésions laryngées de l'herpétisme sont très-semblables à celles de la laryngite catarrhale chronique, mais plus partielles.

Dans le pharynx, il nous sera également difficile de trouver des caractères objectifs tranchés, et tant qu'on a cherché seulement dans cette région, on est resté dans l'incertitude. Les auteurs qui ont eu la volonté de rechercher l'arthritisme pharyngien n'ont noté que de la rougeur chronique et de l'angine glanduleuse. Celle-ci est incontestable, mais le volume et la forme des glandules sont très-variables, et il est fort difficile d'attribuer des caractères particuliers à l'angine glanduleuse arthritique ou herpétique, d'autant plus que cette muqueuse est directement affectée par des causes banales et hygiéniques, telles que l'habitude du tabac ou l'usage des alcooliques, ou enfin par le cumul possible des diathèses. Il faut rechercher pour l'étudier des sujets exempts de ces habitudes anti-hygiéniques, et exempts de toute complication scrofuleuse, syphilitique ou tuberculeuse. Or, dans quelques-uns de ces cas très-simples, voici ce qui nous a paru caractériser l'herpétisme pharyngien : la muqueuse rétropharyngienne présente une coloration générale d'un rose tendre, un peu pâle, mais de nuance assez animée (un peu carminée) et mêlée d'un *reflet opalin* général. Cette nuance nous a frappé un jour par l'analogie frappante qu'elle présentait avec la teinte opaline des petites lèvres d'une jeune femme atteinte de prurit vulvaire. C'est par cette voie indirecte que nous l'avons saisie, mais nous l'avons retrouvée depuis chez un grand nombre de malades des deux sexes. C'est sans doute cette coloration que veut indiquer M. Gigot-Suard (*de l'Uricémie*, p. 210, Paris 1875) lorsqu'il parle d'une coloration pâle avec teinte ardoisée, qu'il aurait rencontrée dans plusieurs cas d'arthritisme.

Sur ce fond général rose opalin se détachent un certain nombre de glandules peu volumineuses, mais d'un rouge vif, carminé, et entourées d'un réseau vasculaire très-fin et d'une nuance également assez vive.

Cet aspect simple, que nous avons cru d'abord le type de la pharyngite herpétique, mais qui appartient pour une part au moins égale à l'arthritisme, est altéré, dans le plus grand nombre de cas, par les complications auxquelles nous faisions allusion plus haut; ainsi l'alcoolisme rendra les lacis vasculaires plus saillants, plus volumineux, et déterminera un état variqueux de ces vaisseaux, en même temps qu'un volume plus grand des glandules. L'habitude de fumer exaspérera l'inflammation des glandules, leur donnera un volume énorme; c'est peut-être le mélange de l'arthritisme et du tabac qui produit l'angine glanduleuse la plus prononcée, la plus grossière, si je peux employer cette expression.

On comprend que les caractères que nous venons d'indiquer pour le larynx et le pharynx n'auraient pas par eux-mêmes une valeur suffisante pour nous conduire à un diagnostic direct de l'herpétisme. Leur réunion, leur ensemble, peut déjà nous en apprendre un peu plus; la localisation première de la région affectée nous paraît encore plus décisive. En étudiant la scrofule, la syphilis, la tuberculose, nous avons déjà remarqué que chacune de ces diathèses avait son point de départ à peu près constant : la syphilis marque ses premières manifestations à la paroi antérieure du voile du palais, la scrofule à la paroi postérieure du pharynx, la phthisie laryngée dans le larynx et en particulier à la commissure intéraryténoïdienne. Avons-nous pour l'herpéto-arthritisme un point de départ analogue sur lequel nous devons tout d'abord fixer notre attention? Nous répondrons sans hésiter : oui, c'est *la langue.*

La langue nous présente en effet des aspects variés répondant aux diathèses herpétique et arthritique, et parmi lesquels nous établirons plusieurs variétés ou degrés que nous nommerons : le *pityriasis lingual*, *l'eczéma*, *le psoriasis* qui lui-même se divise en deux formes, la forme plate et sèche, et la forme mamelonnée ou nummulaire.

Nous *proposons* de nommer *pityriasis lingual*, un aspect de la face dorsale de la langue caractérisé par une coloration jaune ocreuse, ou café au lait, et un aspect villeux, ou gazonneux qui la fait ressembler à un gazon assez touffu dont les brins auraient été souillés par une eau trouble. Cette surface est de plus légèrement fendillée, principalement sur les bords de la langue. Cet aspect résulte évidemment d'une élongation des papilles et des villosités de la langue. Dans quelques variétés, cette élongation des villosités n'est pas uniforme : des surfaces très-touffues alternent avec d'autres ou le gazon semble presque ras, de manière à former des figures irrégulières comme des cartes géographiques; M. Bergeron a observé cet aspect chez plusieurs enfants et les a signalés à la société médicale des hôpitaux (*Bulletin de la Soc. méd. des hôpitaux de Paris*, 1864, p.1 04); nous-même l'avons constaté pendant quelques années chez un jeune garçon qui vit dans notre entourage; c'est aussi cet état que nous voyons signalé sous le nom de *langue en parterre*, dans la thèse de M. Debove. Quand cette forme est très-prononcée, elle touche de bien près au psoriasis lingual.

Le nom de pityriasis lingual, que nous n'avons pas été le premier à prononcer, a déjà été contesté, parce que, dit-on, il n'y a aucune ressemblance entre la desquamation furfuracée de la peau qui constitue le pityriasis, et l'état gazonneux de la muqueuse linguale. La ressemblance n'est pas en effet dans l'aspect des surfaces mais dans l'analogie du fait morbide : Qu'est-ce que le pityriasis? une prolifération exubérante de cellules épidermiques, et une desquamation de celles-ci donnant naissance à des écailles sèches, furfuracées et plates, parce que les cellules pavimenteuses de l'épiderme cutané sont plates et sèches. Mais sur la langue l'épiderme n'a plus la même forme; il s'allonge en sorte de cornets, ou de brins effilés sur les papilles filiformes; il ne peut donner naissance à une desquamation formée de cellules plates, et ces cellules ne peuvent avoir l'apparence d'écailles sèches comme celle du son, puisque la surface est constamment lubrifiée. Mais en définitive, c'est le même processus, prolifération exubérante des cellules les plus superficielles, se produisant sur une autre surface. Ajoutons, et cette raison ne manque pas d'une certaine valeur, que nous avons vu dans un bon nombre de cas, ce pityriasis lingual (réduit à la signification que nous venons de lui donner) coïncider avec le *pityriasis capitis* et le pityriasis vulvaire. Nous reviendrons un peu plus loin, à propos du diagnostic, sur la distinction qu'il importe de faire entre cet état de la langue, et les états très-analogues que l'on rencontre dans l'embarras gastrique, ou chez les personnes adonnées à l'usage du tabac.

Le nom d'*eczéma lingual* ne nous appartient pas, il est usité dans l'école de M. Bazin, sans que toutefois le maître l'ait décrit explicitement dans ses ouvrages. Nous l'appliquons sur la foi de plusieurs de nos confrères, anciens internes distingués de l'éminent dermatologiste, qui ne nous en ont pas donné d'ailleurs une caractéristique bien nette. Pour nous, l'eczéma lingual serait marqué par un aspect gazonneux beaucoup plus prononcé et d'une couleur plus forcée que dans ce que nous nommons le pityriasis lingual. Les houppes épithéliales sont beaucoup plus longues ; le gazon lingual est beaucoup plus touffu, et il semble que ce n'est plus une eau trouble ou savonneuse qui ait passé sur ce gazon, mais un liquide bourbeux et épais, qui l'ait imprégné d'un vrai limon : quelquefois la coloration est d'un brun foncé, ou présente même une teinte noirâtre, enfin la langue est souvent creusée de sillons profonds, comme une couche sablonneuse qui aurait été *ravinée* par une pluie abondante. Ces ravines sont prononcées surtout au sillon médian de la langue, et sur les bords de cet organe.

Le nom d'eczéma appliqué à cette modalité de la muqueuse linguale me semble plus contestable que celui de pityriasis (1); car rien ici ne montre un travail analogue à celui des vésicules qui constituent le premier degré de l'eczéma cutané; il faut supposer que ce premier stade a passé inaperçu, et comparer l'état de la langue à la période de desquamation de l'eczéma, qui amène en effet une exfoliation plus abondante, le fendillement et même la dénudation partielle des surfaces. A ce dernier point de vue, nous rattacherions volontiers à l'eczéma une lésion de la langue, que M. Debove mentionne dans sa thèse, sans trop savoir où la placer: ce sont des *plaques nues*, de forme ovalaire, où l'épithélium semble

(1) On voit pourtant au musée de l'hôpital Saint-Louis une pièce moulée provenant du service de M. Hillairet, d'une lésion de la langue coïncidant avec un eczéma de la joue, et qui présente sur les bords de l'organe un grand nombre de granulations transparentes assez analogues à des vésicules. Un des médecins de cet hôpital m'a dit que cette lésion est très-rare. Un autre a vu des vésicules au voile du palais.

manquer ; toutefois cette dénudation n'est pas si complète que dans la scarlatine, ou tout au moins la surface ainsi dépouillée ne présente pas l'aspect rouge vif et luisant des langues scarlatineuses ; les plaques nues dont nous parlons ici ont à peu près la même teinte rose pâle que la langue normale, mais cette teinte tranche déjà sur la couleur ocreuse des parties dont l'épithélium est devenu gazonneux.

Nous avons observé l'eczéma lingual, tel que nous venons de le décrire, chez des sujets qui avaient été atteints d'eczéma cutané, mais cette relation est loin de nous avoir paru constante ; c'est plutôt à un état général d'herpétisme ou d'arthritisme qu'à une dermatose particulière qu'il faudra sans doute la rapporter.

Le *psoriasis lingual* est plus connu ; M. Bazin l'a décrit et en a donné des observations. Nous trouvons aussi sur ce sujet des renseignements nombreux dans le mémoire de M. Mauriac et dans l'excellente thèse inaugurale de M. Debove. Nous pouvons donc aller plus vite dans notre description. Nous connaissons deux variétés de psoriasis lingual, la forme plate et sèche et la forme mamelonnée ou nummulaire.

Dans la *forme plate* et sèche, la langue semble dépouillée de son épithélium, luisante et blanche comme si elle avait été touchée avec un crayon de nitrate d'argent. L'analogie d'aspect est frappante. Nous avons vu cette coloration sur la totalité de la face dorsale de la langue chez trois malades qu'il nous a été donné d'observer. D'autres fois, cet aspect ne s'observe que sur les bords de la langue ; il est alors assez semblable aux *plaques laiteuses des fumeurs*, et aux plaques irisées de la syphilis, dont nous aurons à les distinguer. — En même temps que cette coloration blanchâtre, on observe une certaine induration de la muqueuse, une sorte de dermite scléreuse, qui donne à la langue une consistance parcheminée, comme si elle était recouverte d'une sorte de carapace.

Dans la *forme mamelonnée*, ou *forme nummulaire* de M. Bazin, le dos de la langue présente un certain nombre de grosses saillies, rouges au sommet, et d'un rose opalin sur leur circonférence, tantôt isolées, tantôt réunies par plaques irrégulièrement disposées. Ces saillies formées par de véritables végétations papillaires ont une grande ressemblance avec les papilles caliciformes du V lingual, dont elles diffèrent par un volume infiniment plus considérable, par une coloration plus animée, et surtout parce qu'elles siégent en dehors du lieu d'élection où on les observe à l'état normal : tantôt on voit plusieurs de ces plaques nummulaires groupées en avant du V lingual ; tantôt, on en trouve une seule, isolée et de forme ovalaire allongée le long de la scissure médiane de la langue ; on trouve même quelques plaques plus rapprochées encore de la pointe et des bords de l'organe, mais elles sont alors plus petites. On observe souvent dans ce cas sur les bords de la langue, à sa face latérale et inférieure, la coïncidence de plaques laiteuses semblables à ce que nous avons décrit dans la forme plate et sèche du psoriasis lingual.

Dans l'une et l'autre forme, mais surtout dans la forme mamelonnée, on voit encore la langue *ravinée*, creusée par des sillons profonds, au fond desquels la muqueuse apparaît d'un rouge vif et comme ulcérée, et qui partagent cet organe en un grand nombre de lobules. Ces dépressions forment parfois des excavations anfractueuses, qui font penser au cancroïde. En effet, les auteurs qui se sont occupés de ce sujet, ont noté le cancroïde de la langue comme la terminaison possible et funeste du psoriasis.

Ainsi, il existe sur la langue trois ou quatre manifestations principales de l'herpétisme ou de l'arthritisme : l'une, celle que nous appelons le pityriasis, répondant à des maladies cutanées très-légères ou lointaines; l'autre, le psoriasis, répondant à une imprégnation plus profonde de l'économie par la diathèse ; ce qu'on a appelé l'eczéma lingual leur sert de transition. Comme ces lésions de la langue nous apparaissent au premier coup d'œil dès que nous faisons ouvrir la bouche au malade et comme elles peuvent nous donner une présomption de ce que nous allons trouver dans le pharynx et le larynx, il importe d'établir dès à présent avec exactitude le diagnostic différentiel de ces différents aspects morbides.

Le pityriasis lingual par sa couleur jaunâtre et un peu savonneuse peut être confondu avec l'embarras gastrique. Nous avons vu des médecins commettre cette erreur, et donner à plusieurs reprises des vomitifs et des purgatifs, qui naturellement ne modifiaient en rien dans ce cas cette coloration de la langue. On l'évitera en se rappelant que l'embarras gastrique est un état passager, récent, accompagné de troubles digestifs, d'anorexie, de constipation, d'insomnie, quelquefois d'un peu de fièvre, que l'haleine exhale alors une odeur saburrale ou bilieuse, tous symptômes qui manquent dans le pityriasis lingual.

Il faudra bien se garder de confondre avec le pityriasis lingual certaines colorations accidentelles de la langue produites par certains aliments, le café, le jus de réglisse ; l'interrogatoire du malade vous fera connaître immédiatement s'il s'agit d'une coloration semblable. De même, il faut se rappeler que cet aspect jaunâtre et gazonneux de la langue se trouve très-fréquemment chez les personnes adonnées à l'usage du tabac, les fumeurs, et surtout les chiqueurs. Avant d'admettre un pityriasis herpétique, il faudra s'assurer que le malade n'a pas ces habitudes. Au reste, s'il est vrai que dans ce cas on commettrait certainement une erreur en attribuant à une diathèse, ce qui n'est que l'effet d'une habitude hygiénique, ce pourrait ne pas être une erreur, quant à l'existence de la lésion élémentaire (1).

Pour l'eczéma de la langue, dont les caractères : aspect gazonneux, coloration jaune, sont plus prononcés, il y aura surtout à tenir compte de l'embarras gastrique, qu'on écartera par les mêmes considérations que ci-dessus. Les ulcérations fendillées que l'on commence à trouver dans cet état pourraient difficilement prêter à confusion avec les ulcérations tuberculeuses ou syphilitiques de la langue, sur lesquelles nous allons revenir à propos du psoriasis.

Les *plaques laiteuses* du psoriasis se reconnaîtront surtout à leur aspect blanc mat, et sans reflet, semblable à l'escarre produite par le nitrate d'argent, de plus elles sont indolentes. Les plaques de la syphilis, qu'on trouve aussi au bord de la langue, s'en distinguent par un aspect plus chatoyant, présen-

(1) Qu'est-ce en effet que cette coloration habituelle des fumeurs, si ce n'est un pityriasis déterminé par la substance âcre qui irrite incessamment leur muqueuse? Ne sait-on pas que le pityriasis simplex est souvent ce que M. Bazin appelle une maladie artificielle, produite par le contact de différentes substances irritantes?

tant souvent des reflets irisés, comme certaines aponévroses; elles sont entourées, au moins au début, d'une zone carminée périphérique ; enfin la surface est légèrement tuméfiée et douloureuse. Les *plaques des fumeurs* ressemblent davantage aux plaques du psoriasis, mais elles ont un siége spénal, la muqueuse des commissures labiales ; on les trouve cependant aussi au bord de la langue. Leur surface peut-être légèrement plissée, elle est d'un blanc moins pur, un peu sali, comme diraient les peintres (1).

Les *ulcérations fendillées* qui existent dans le psoriasis lingual sont ordinairement indolentes. Elles s'accompagnent tout au plus d'un peu d'agacement, ou de picotement, ou d'un *goût amer* assez désagréable aux malades. On ne les confondra pas avec les ulcérations syphilitiques de la langue, qui sont entourées d'une zone rouge, tuméfiée et douloureuse. Les commémoratifs de la syphilis, la présence de ganglions sous-maxillaires, de lésions syphilitiques du voile du palais, ou de syphilides cutanées éclairciront les doutes que l'on pourrait avoir. — Les *ulcérations tuberculeuses* de la langue ont un tout autre aspect que celle de l'eczéma ou du psoriasis lingual. Ce ne sont pas des fissures linéaires atteignant à peine le derme muqueux, ce sont des pertes de substance, ayant tout d'abord une certaine étendue en largeur comme en longueur, plus ou moins arrondies, et se creusant assez rapidement par une sorte de gangrène moléculaire, ou plutôt par l'énucléation de petits corpuscules qui ne sont autres que des tubercules gris miliaires. Ces ulcérations sont de plus extrêmement douloureuses.

Le *psoriasis mamelonné*, ou *nummulaire* se reconnaît à son aspect de grosses papilles caliciformes, situées en dehors du lieu d'élection de celles-ci, à l'induration superficielle de la langue, et à l'absence d'adénopathie sous-maxillaire. On ne peut guère confondre avec lui que les gommes syphilitiques. Celles-ci sont plus saillantes, plus volumineuses, plus arrondies, s'accompagnant d'une induration profonde, et

(1) Même observation ici que pour le pityriasis. Qu'est-ce en définitive que la plaque des fumeurs? Ne peut-on la considérer comme un psoriasis artificiel différant par quelques caractères des psoriasis diathésiques?

souvent d'adénopathie sous-maxillaire et cervicale. Le traitement par l'iodure de potassium les modifie rapidement tandis qu'il est sans action sur le psoriasis nummulaire. Il est pourtant une circonstance ou le diagnostic du psoriasis et de la syphilis devient à peu près impossible , c'est quand il existe à la fois des signes évidents de syphilis antérieure et de diathèse herpétique ou arthritique. Nous avons eu à nos cliniques plusieurs malades qui persistaient à s'accuser de syphilis, alors que leur langue ne présentait que les signes d'un psoriasis arthritique. Un homme que nous avons observé récemment présentait encore des perforations du voile du palais, et voulait naturellement que la lésion linguale fût de même nature. L'action négative du traitement spécifique nous semble, en ce cas, la seule pierre de touche. Plusieurs médecins autorisés, entre autres MM. Mauriac et Debove, admettent d'ailleurs après M. Bazin que la syphilis peut servir en quelque sorte de cause provocatrice à la diathèse herpétique ou arthritique, et détermine l'apparition de lésions de la langue, ou de la peau, qui persisteront par elles-mêmes après la disparition de toute manifestation syphilitique.

Nous croyons n'avoir pas besoin de tracer le diagnostic du psoriasis et du cancroïde, lequel est suffisamment caractérisé par son volume, son induration, la profondeur des excavations, les phénomènes graves de dysphagie, etc.

Tels sont donc les caractères que nous avons reconnus sur la langue, et qui nous permettent de prévoir les lésions de la muqueuse pharyngo-laryngienne que nous avons décrites ci-dessus. Mais nous n'avons pas de caractères objectifs pharyngo-laryngiens qui puissent s'appliquer à l'une plus qu'à l'autre des lésions linguales que nous venons d'indiquer. La nuance opaline de la muqueuse rétro-pharyngienne appartient à toutes les trois. Elle est d'autant plus manifeste que la langue présente une nuance plus jaunâtre. Le contraste des deux couleurs complémentaires, le jaune et le bleu légèrement violacé, semble faciliter la perception de la nuance pharyngienne. L'angine glanduleuse est également commune aux trois formes morbides de la langue. Le plus ou moins de grosseur ou de rougeur inflammatoire des glandules nous paraît tenir beaucoup plus à des circonstances étrangères, comme l'usage du tabac ou des liqueurs, qu'à l'influence diathésique elle-même.

Quant au catarrhe laryngien lui-même, au plus ou moins de rougeur et de tuméfaction de l'infundibulum, de l'épiglotte, et des aryténoïdes ; au plus ou moins d'inflammation chronique, d'état strié et dépoli des cordes vocales elles-mêmes, c'est ce que nous ne pouvons non plus préciser davantage. Il serait téméraire et prématuré de rattacher telle ou telle localisation de l'inflammation laryngée à telle ou telle lésion élémentaire de la langue, et même à telle ou telle diathèse, puisqu'on en trouve également avec de simples différences de plus ou de moins, dans les cas d'herpétisme ou de dartre simple, et dans ceux d'arthritisme ou de péliose goutteuse.

L'inflammation catarrhale des muqueuses pharyngienne et laryngienne ne nous a paru jusqu'à présent présenter aucune gravité. Mais une étude ultérieure ou des recherches bibliographiques plus approfondies pourront nous en apprendre davantage. Barthez (*Traité des maladies goutteuses,* t. II, p. 40, Montpellier 1819) rapporte, d'après Musgraves, des cas de métastase goutteuse ayant produit des *angines inflammatoires exquises* (probablement très-aiguës, ou très-douloureuses ?) et des cas extrêmes ou la suffocation étant imminente, il faut recourir à la bronchotomie. D'autre part, on a constaté des lésions chroniques de la goutte dans le larynx ; Virchow a étudié des concrétions produites autour des cartilages-laryngés. Il y a là toute une étude à faire où nous avons encore beaucoup à apprendre.

Je signalerai toutefois dès à présent une complication assez fréquente de l'herpétisme ou arthritisme de pharyngo-laryngien, tel que je viens de les décrire ; c'est un certain degré de *paralysie incomplète* des cordes vocales, très-analogue à ce que l'on observe chez les jeunes filles atteintes de dysménorrhée hystérique (1). On note en effet souvent chez des sujets

(1) On sait que M. Guéneau de Mussy est disposé à envisager l'hystérie comme une névrose herpétique ou arthritique. (*Cliniq. médicale,* t. II.)

présentant des dermatoses, ou de la gravelle urique, des aphonies que l'on attribue volontiers à des répercussions inflammatoires sur les muqueuses internes. En étudiant avec soin plusieurs de ces cas, j'ai trouvé les cordes vocales parfaitement blanches, indemnes de toute inflammation, mais en revanche, ne pouvant plus s'affronter exactement pour la phonation, et laissant entre elles, soit un espace triangulaire à la commissure postérieure, soit un ménisque à la partie moyenne des cordes vocales, comme dans les cas de tension imparfaite par suite de la paralysie des muscles constricteurs. Ces paralysies sont passagères, elles guérissent assez bien par un traitement général, par des toniques et par l'électrisation des cordes vocales. A quoi sont-elles dues? L'intégrité des cordes vocales, la manière dont la maladie survient et disparaît, nous empêchent de croire à une lésion diathésique des muscles ou des articulations du larynx. Il n'y a là qu'un phénomène nerveux, peut-être un phénomène douloureux analogue à une crampe rhumatismale dans les muscles laryngés? mais le malade n'accuse en réalité pas de douleurs bien nettes. Soyons donc sobres d'explications quant à présent; bornons-nous à signaler cet accident, et à apprendre à le combattre.

Le pronostic de l'angine ou de la laryngite herpétique ou arthritique paraît donc jusqu'à présent assez léger en ce sens que nous ne les croyons guère capables d'amener des accidents sérieux, malgré le passage de Barthez cité ci-dessus. Mais cependant, ce sont des affections catarrhales rebelles et sujettes à récidive. A ce titre, elles sont très-gênantes pour les orateurs et les chanteurs, et peuvent entraver leur carrière. Il nous serait difficile de dire quelle variété de lésion herpétique présente le plus de gravité. Il est probable que celles qui répondent au pityriasis et à l'eczéma sont plus légères que celles qui répondent au psoriasis lingual. On sait combien celui-ci est difficilement curable; deux ou trois ans de traitement alcalin au minimum, selon M. Bazin. La terminaison possible par le cancroïde ou épithélioma cancéreux doit également entrer en ligne de compte. En me reportant à moins d'un an en arrière, j'ai vu mourir d'une sorte de strangulation subite produite par un cancer intra-laryngien confirmé deux malades, dont l'un avait présenté depuis longtemps un psoriasis herpétique (des coudes et des genoux) ; dont l'autre, atteint d'un peu d'eczéma des bourses, avait eu plusieurs accès de goutte, notamment un accès aigu aux eaux de Cauterets ou je l'avais envoyé pendant les vacances dernières. Ces deux terminaisons rapides et fatales montrent que le cancer laryngien peut être l'aboutissant de la goutte, comme M. Bazin a cherché depuis longtemps à établir qu'il peut être celui de l'herpétisme.

Quant aux autres complications, nous avons mentionné ci-dessus un cas d'albuminurie alternant avec des poussées d'eczéma, des phénomènes rhumatismaux, et de la laryngite chronique. Je dois dire que le malade va bien depuis trois ans, et qu'il paraît supporter ces alternances, puisqu'il a pu continuer à exercer une profession pénible.

La phthisie pulmonaire peut être la complication des diathèses arthritique ou herpétique. Je connais des sujets, fils de phthisiques, atteints de pityriasis ou d'eczéma cutané et en même temps d'angine glanduleuse et de laryngite chronique. Une jeune fille, que je traitais dernièrement à l'hôpital Lariboisière, présentait, avec des signes non douteux de tubercules pulmonaires (craquements humides au sommet droit) des alternatives d'eczéma vulvaire, avec prurit, et d'eczéma cutané vers la racine des cheveux. Les poussées externes semblaient amener une amélioration légère des phénomènes thoraciques. On trouve sur la langue d'un certain nombre de phthisiques les caractères de ce que j'ai appelé le pityriasis lingual. Étant établi par les cas précédents que l'herpétisme peut parfaitement se cumuler avec la phthisie, cette coïncidence symptomatique ne doit pas nous étonner.

Nous touchons à la fin de cette étude : à quoi se réduisent en définitive les caractères objectifs que nous avons cherché à donner aux manifestations des deux diathèses dans la gorge? — la rougeur catarrhale du larynx, l'aspect strié et éraillé des cordes vocales, l'aspect velvétique de la commissure interaryténoïdienne ; d'autre part, l'angine glanduleuse, finement vascularisée dans les cas simples, hypertrophique dans les cas compliqués, mais se détachant sur un fond de nuance rose opaline ; enfin les trois états de la langue sur lesquels nous avons insisté. Voilà des caractères bien vagues, bien fugaces ! dira-t-on, que peut-on établir d'après cela ? s'il nous était permis de citer notre pratique, nous dirions que ces signes si vagues, si fugaces ont cependant sans doute quelque réalité, puisque journellement il nous arrive, après les avoir constatés d'un regard jeté sur la langue ou sur le miroir laryngien, de demander immédiatement au malade : n'avez-vous pas eu des parents goutteux ? n'avez-vous pas de la gravelle urique ? n'avez-vous pas de l'eczéma ou du pityriasis ? et de tomber juste à leur grand étonnement. Sans doute ce ne sont que des signes fugaces et qui ont besoin d'être confirmés par les commémoratifs, par les antécédents, par un examen complet. Nous croyons pourtant qu'ils ne sont pas inutiles, s'ils peuvent nous mettre sur la voie d'états généraux que nous pourrions oublier de rechercher, et que les médecins occupés d'études laryngoscopiques ont jusqu'à présent passé sous silence. Un signe objectif, tel que les lésions de la langue, frappant notre attention dès le premier instant d'un examen laryngoscopique, engagera sans doute le médecin à s'enquérir ensuite d'antécédents qu'il y aurait, selon nous, grand inconvénient à négliger.

Maintenant ces signes objectifs s'appliquent-ils à l'herpétisme (la dartre) ou à l'arthritisme (la goutte) ? y a-t-il des signes particuliers à l'un et à l'autre ? nous sommes obligé d'avouer que nous n'avons pas pu faire encore cette distinction. Lorsque cette question a commencé à nous occuper, et que nous avons saisi, dans quelques cas simples et exempts de complications, les caractères que nous venons d'exposer, nous avons cru d'abord que c'étaient ceux de l'herpétisme, et nous rejettions la recherche de l'arthritisme à une époque ultérieure. Un relevé des observations que nous avions recueillies à cet égard, nous montra, à notre grand étonnement, qu'un grand nombre de nos malades soi-disant typiques de l'herpétisme, avaient accusé de la gravelle urique, des antécédents de goutte ou de rhumatisme. Dès lors, il fallait les inscrire au nombre des arthritiques, et ceux-ci se sont en définitive trouvé de beaucoup les plus nombreux. Les lésions élémentaires dont nous constatons la coïncidence, psoriasis de la langue, *eczéma genitalium*, herpès récidivant, pityriasis capitis, etc., sont d'ailleurs rangées par M. Bazin au nombre des arthritides; celles qui ressortent de l'herpétisme pur nous ont paru moins nombreuses.

Nous l'avouons donc, nous n'avons aucun moyen jusqu'à présent de distinguer par des signes objectifs les deux grandes diathèses cutanées. Mais les dermatologistes, plus avancés que nous bien certainement, sont-ils eux-mêmes bien sûrs de les distinguer ? Les arthritides de M. Bazin sont niées d'une façon presque absolue par M. le professeur Hardy, et cette querelle scientifique partage encore les hommes les plus compétents. Qui pourrait s'étonner que nous, forcé de faire usage d'un instrument particulier, n'ayant d'ailleurs aucun service hospitalier spécialement consacré aux maladies de la peau, nous n'ayions pu trancher de notre côté un tel différent ? Rappelons-nous les connexions étroites qui lient les deux diathèses, et en voyant l'arthritisme de M. Bazin absorber la majorité des dermatoses, tandis que la dartre de M. Hardy revendique aussi cette majorité, nous serons peut-être amenés à admettre avec plusieurs bons esprits qu'il n'y a en définitive qu'une grande diathèse, avec deux types un peu différents, mais qui viendront plus tard se fondre l'un dans l'autre.

Je n'ai plus qu'un mot à ajouter sur le traitement : l'herpétisme et l'arthritisme laryngiens devront être traités surtout par les moyens généraux qui s'adressent à l'une ou l'autre diathèse : les alcalins pour les arthritiques, les arsenicaux pour les herpétiques. Les eaux minérales qui représentent particulièrement ces deux agents thérapeutiques, Vichy ou Vals, ou les eaux alcalines faibles, Pougues, Royat, Bussang, dont plusieurs sont d'ailleurs à la fois alcalines et arseniquées (Vals, source Dominique), ou lithinées, répondront à la première indication ; le Mont-Dore et la Bourboule à la seconde. Ajoutons ici certaines eaux sulfureuses, Cauterets par exemple, dont on connaît les bons effets dans les affections goutteuses, et l'action salutaire sur la peau et les affections catarrhales des muqueuses. Luchon peut aussi présenter ses sources si variées. On a reconnu enfin dans bien des cas l'utilité d'alterner les saisons d'eaux minérales : une année aux eaux sulfureuses des Pyrénées; l'autre aux eaux alcalino-arsenicales du centre de la France. Quant au traitement local du larynx, il consistera dans des cautérisations très-légères des surfaces avec le chlorure de zinc, par exemple, qui attaque bien les éraillures de la muqueuse fendillée, tout en respectant les parties encore pourvues de leur épithélium. L'iode ioduré, dissous dans la glycérine avec un peu d'extrait d'opium, sera opposé avec succès à l'angine glanduleuse. Le bromure de potassium à l'intérieur calmera assez bien le prurit pharyngien. Enfin s'il y a de la parésie des cordes vocales, quelques séances d'électrisation interne du larynx unies à l'action des toniques, et des moyens généraux anti-diathésiques en viendront ordinairement à bout.

Nous le répétons en terminant : ceci n'est qu'un essai, une ébauche que devront confirmer beaucoup d'observations ultérieures, basées sur l'expérience et la statistique. Nous avons voulu aujourd'hui fixer seulement quelques idées et attirer l'attention de nos confrères sur une conception, qui, sans être neuve, ne paraît pas avoir encore reçu de commencement d'application pratique.

Clichy. — Impr. Paul Dupont, 12, rue du Bac-d'Asnières.

www.ingramcontent.com/pod-product-compliance
Ingram Content Group UK Ltd.
Pitfield, Milton Keynes, MK11 3LW, UK
UKHW021034220726
13924UKWH00001B/315

9 782019 923662